Ahmed Harbaoui

Tratamento dos traumatismos cranianos não graves

Ahmed Harbaoui

Tratamento dos traumatismos cranianos não graves

O papel do enfermeiro

ScienciaScripts

Imprint

Cover image: www.ingimage.com

This book is a translation from the original published under ISBN 978-620-6-72535-0.

Publisher:
Sciencia Scripts
is a trademark of
Dodo Books Indian Ocean Ltd. and OmniScriptum S.R.L publishing group

120 High Road, East Finchley, London, N2 9ED, United Kingdom
Str. Armeneasca 28/1, office 1, Chisinau MD-2012, Republic of Moldova, Europe
Printed at: see last page
ISBN: 978-620-8-29738-1

Índice

INTRODUÇÃO

O traumatismo crânio-encefálico (TCE), também conhecido como traumatismo craniocerebral ou traumatismo cranioencefálico, é uma agressão mecânica direta ou indireta à cavidade craniana, que pode causar perturbações imediatas ou subsequentes da consciência, reflectindo lesões cerebrais difusas ou localizadas que vão desde a obnubilação ao coma[1].

Os CT variam em termos de mecanismo (explosão, queda, acidente rodoviário, etc.) e de gravidade (ligeira a grave).

As lesões craniocerebrais merecem uma menção e uma atenção especiais. As consequências podem ser devastadoras, uma vez que os danos podem ser irreversíveis, resultando frequentemente em múltiplas deficiências físicas, problemas cognitivos e perturbações comportamentais, e podem não ser detectados até ser demasiado tarde.

Os traumatismos cranianos não graves incluem os traumatismos cranianos ligeiros (GCS >13) e os traumatismos cranianos moderados (9≤GCS<13) [2].

Em França, registam-se cerca de 150.000 MTs por ano, o que representa uma incidência de 281/100.000 habitantes. Destes, cerca de 80% são ligeiros e 11% moderados. Estes números baseiam-se no estudo efectuado em 1986 na região da Aquitânia [3].

Existe uma diferença flagrante na gravidade somática inicial das consequências orgânicas vulnerantes da TC grave em relação às consequências aparentemente benignas da TCL. No entanto, embora a TC classificada como "não grave" muito raramente apresente risco de vida, alguns doentes desenvolvem queixas de longa duração que contrastam com a negatividade do exame clínico e dos exames complementares habituais.

Uma boa compreensão da epidemiologia, da fisiopatologia e das complicações dos traumatismos cranianos não graves é, por conseguinte, um pré-requisito para o desenvolvimento de campanhas de prevenção de riscos (prevenção primária), para a melhoria da qualidade dos cuidados prestados aos traumatismos cranianos não graves (prevenção secundária) e para a gestão das sequelas e da reintegração socioprofissional e familiar (prevenção terciária).

Os objectivos do nosso trabalho são :

- Estudar as caraterísticas epidemiológicas, paraclínicas, terapêuticas e evolutivas dos doentes internados por TC não grave.
- Especificar o papel do enfermeiro na gestão da TC não grave num ambiente neurocirúrgico.

MÉTODOS

1. Tipo de estudo

- Trata-se de um estudo retrospetivo baseado num formulário de recolha de dados contendo informações gerais sobre os doentes tratados por traumatismo craniano não grave, recolhidos durante um período de 7 anos, de 1 de janeiro de 2014 a 31 de dezembro de 2020.

2. Local do estudo

- O nosso trabalho foi realizado no departamento de neurocirurgia do Hôp ital Militaire Principal d'Instruction de Tunis (HMPIT).

3. População-alvo

- Doentes admitidos por traumatismo craniano não grave no serviço de neurocirurgia do HMPIT.

Critérios de inclusão :

- o Presença comprovada de um traumatismo craniano não grave, ou seja, um traumatismo com uma pontuação de Glasgow superior ou igual a 15.

Critérios de não-inclusão :

Causas relacionadas com o doente:

- o Sem ferimentos na cabeça.
- o Traumatismo craniano grave.

Critérios de exclusão :

- o Ficheiro incompleto
- o Fugir ou abandonar o local contra indicação médica.

4. Recolha de dados

- Os dados foram recolhidos a partir dos registos médicos existentes nos arquivos, utilizando um formulário de processamento de dados (Anexo 1).
- As perguntas foram agrupadas de acordo com os seguintes temas:
    - Dados epidemiológicos: identidade do paciente: idade, sexo, circunstâncias do traumatismo craniano, tempo de admissão, duração da hospitalização.
    - Dados clínicos: exame local, exame neurológico, exame geral
    - Dados paraclínicos: lesões cerebrais por TAC
    - Dados terapêuticos: modalidades de tratamento: médico / cirúrgico
    - Dados de progressão: evolução favorável/favorável de acordo com a pontuação GSC (Anexo 2), complicações, sequelas.

5. Análise de dados

- Os dados foram introduzidos e analisados utilizando o software Excel 2010.

6. Considerações éticas e administrativas

- Antes de iniciar os trabalhos, solicitámos a autorização necessária ao chefe do serviço.
- Os formulários eram todos anónimos e não continham dados pessoais.

RESULTADOS

Sessenta e um pacientes (61) foram admitidos no departamento de neurocirurgia do HMPIT.

I. Dados epidemiológicos

1. Idade

Classificámos os nossos doentes de acordo com a sua idade em três grupos (Figura 1). De acordo com o diagrama, a maioria dos nossos doentes pertencia ao grupo etário [20-50 anos].

A idade média dos nossos doentes era de 45 anos, com extremos que variavam entre os 2 e os 80 anos.

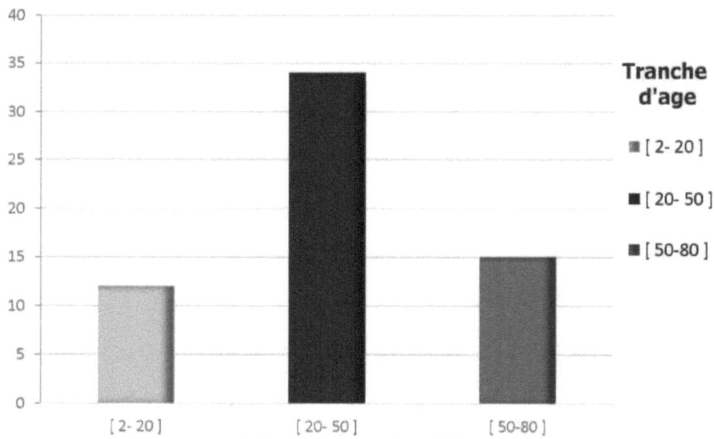

Figura 1: Distribuição dos CT por idade.

2. O género

- **41 homens e 20 mulheres**, com uma relação de género (masculino/feminino) de 2,05.

Verificou-se uma clara predominância do sexo masculino (Figura 2).

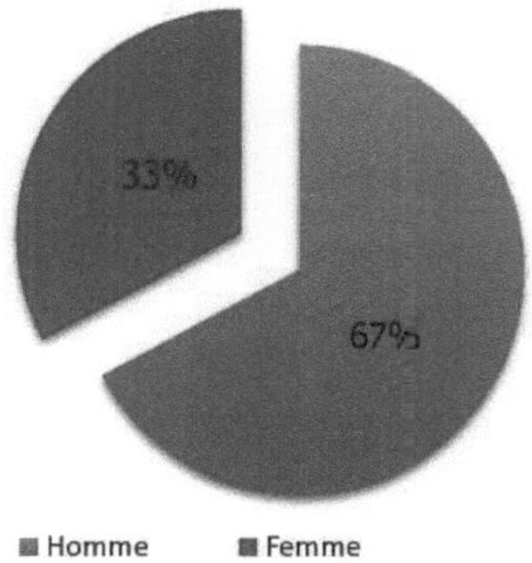

Figura 2: Repartição por género.

3. Circunstâncias do traumatismo craniano

Os acidentes de viação (ATT) foram a principal causa de TC na nossa série, com 34 doentes do total, representando uma frequência de 55,7% (Figura 3).

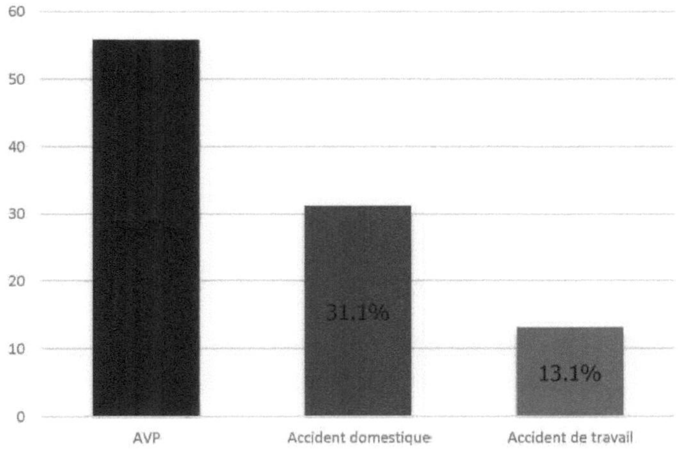

Figura 3: Distribuição dos CT por circunstâncias.

4. Modo de transporte

É de salientar que os doentes foram transportados maioritariamente por ambulâncias militares SMUR (Figura 4).

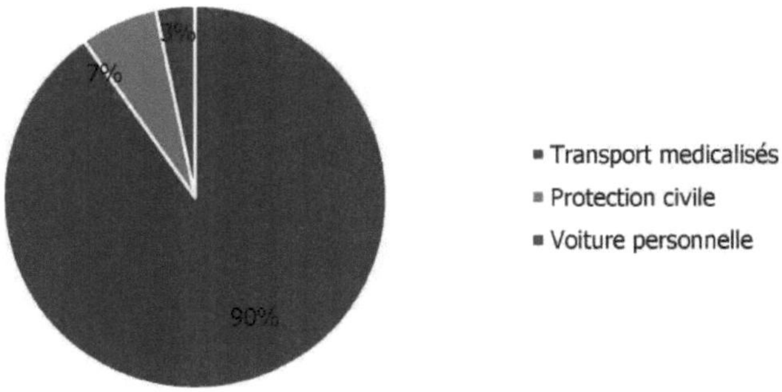

Figura 4: Transporte médico/não médico.

5. Prazo de tratamento

O tempo de admissão dos doentes com traumatismo craniano variou entre as primeiras 6 horas após o traumatismo e as 24 horas (Figura 5).

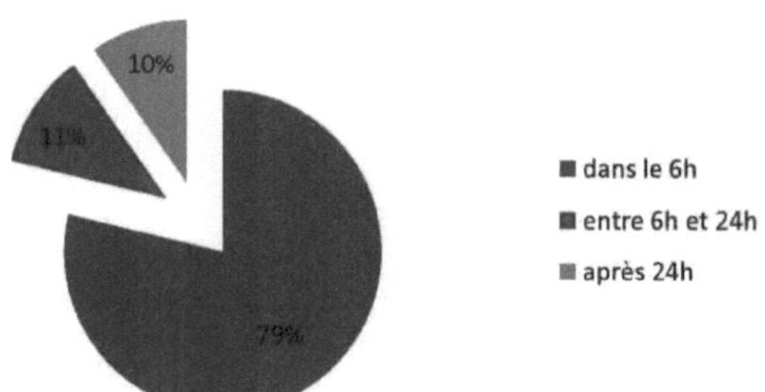

Figura 5: Distribuição da TC de acordo com o tempo de tratamento.

II. Dados clínicos

1. Estado hemodinâmico

Na nossa série, 98,36% dos doentes foram admitidos em bom estado geral, com um estado hemodinâmico estável (Quadro I).

Tabela I: Distribuição dos pacientes de acordo com o estado hemodinâmico.

2. Exame neurológico

ESTADO HEMODINÂMICO	PERCENTAGEM (%)
ESTÁVEL	98,36
INSTÁVEL	1,64

a. Estado de consciência

Na série estudada, os pacientes com TC foram divididos em dois grupos de acordo com o escore inicial de Glasgow (Tabela II):

- O 1° grupo: traumatismo craniano moderado: a GCS situava-se entre 9 e 13.
- O 2° grupo: traumatismo craniano ligeiro: a GCS inicial era maior ou igual a 13.

Tabela II: Distribuição dos pacientes de acordo com a GCS.

GCS	Número	Percentagem (%)
[9-13[	15	25
[13-15]	46	75

b. Sinais de défice

O défice motor foi encontrado em 5 dos nossos doentes (8,2%).

3. Outros sinais

Foram dominadas pelas cefaleias, que ocorreram em 100% dos casos (Figura 6).

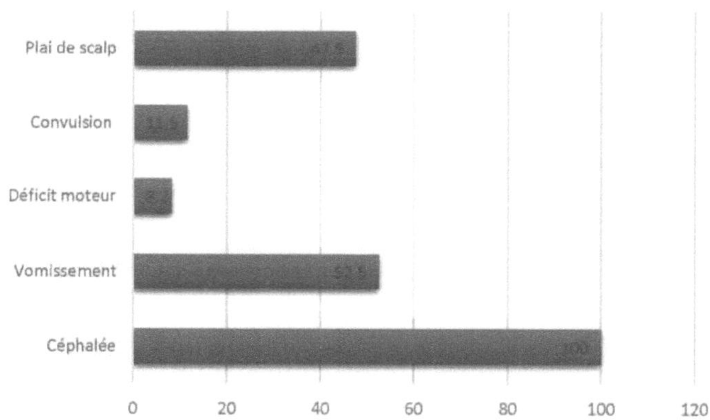

Figura 6: Distribuição dos pacientes de acordo com os sinais clínicos.

III. DADOS PARACLÍNICOS Dados paraclínicos

1. Tomografia computorizada cerebral

100% dos doentes da nossa série foram submetidos a uma TAC cerebral de urgência.

2. Lesões por TAC

Os hematomas extra-durais representaram 50,8%, seguidos dos embarramentos (24,6%), dos ferimentos craniocerebrais (16,4%) e das contusões cerebrais (8,2%) (Figura 7).

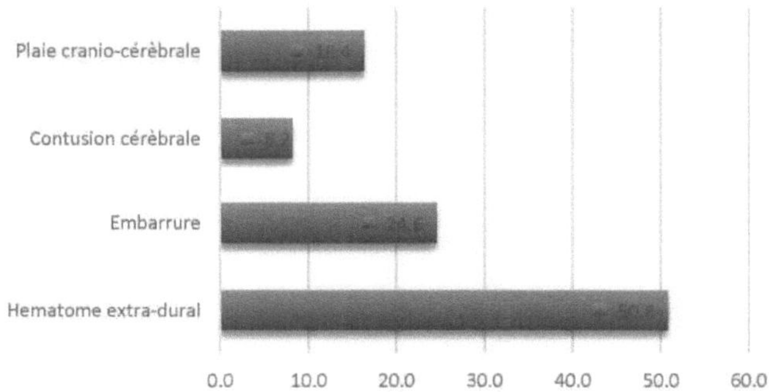

Figura 7: Distribuição dos pacientes de acordo com as lesões do exame.

IV. Dados terapêuticos

1. Tratamento não cirúrgico

37,7% dos doentes receberam uma simples monitorização clínica.

2. Tratamento cirúrgico

Na série estudada, 62,3% foram submetidos a cirurgia. (Figura 8)

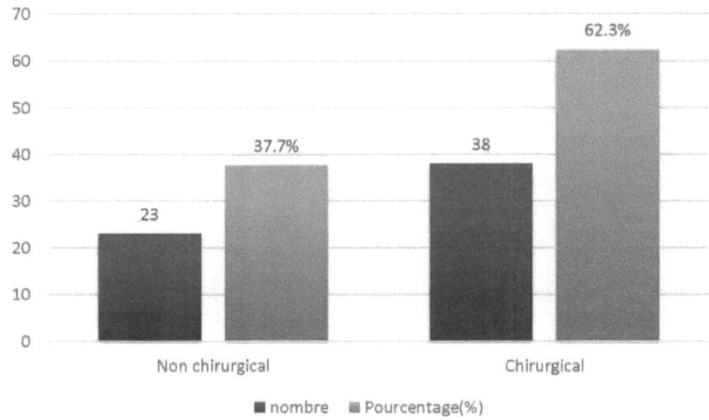

Figura 8: Distribuição por modalidade terapêutica.

V. Dados evolutivos

1. Duração do internamento hospitalar

A média foi de 5,1 dias, com extremos que variaram de um dia a 12 dias (Quadro III).

Quadro III: Repartição dos doentes por duração do internamento hospitalar.

Duração	Número	Percentagem (%)
De 1 a 3	25	40,98
De 3 a 6	32	52,46
De 6 a 21	12	19,67

2. Evolução

Foi observado um resultado favorável em 58 doentes.

A evolução foi desfavorável em 3 doentes (4,9%), incluindo 2 casos de morte por traumatismo craniocerebral e um caso de morte por embolia pulmonar no 5° dia de internamento.

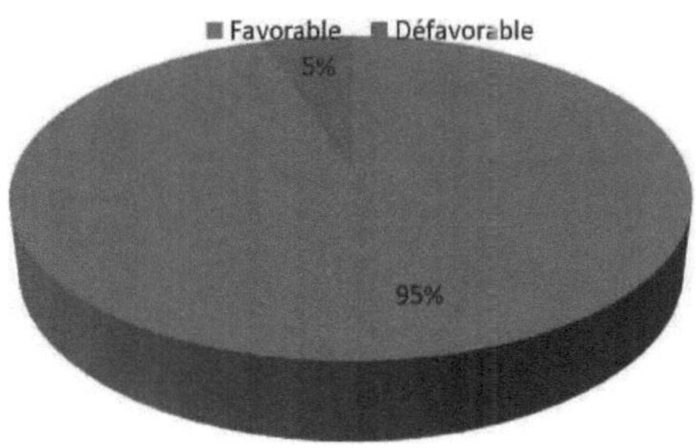

Figura 9: Distribuição dos doentes segundo o seu tipo de evolução.

3. Complicações

Na nossa série, 6 doentes desenvolveram complicações, como se pode ver na Tabela V :

Tabela IV: Distribuição dos TC de acordo com as complicações durante o internamento.

Complicação		Número	Percentagens (%)
Neurológico	Défices motores	1	1,6
	Convulsão	1	1,6
Tromboembólica	Trombose venosa periférica	1	1,6
	Embolia pulmonar	1	1,6
Infecioso	Meningite	2	3,3

DISCUSSÃO

O nosso trabalho consistiu num estudo descritivo retrospetivo baseado num formulário de recolha de dados contendo informações gerais sobre traumatismos cranianos não graves. A nossa população-alvo consistiu em 61 registos de pacientes admitidos no departamento de neurocirurgia do Hospital de Formação Militar de Tunes de 1 de janeiro de 2014 a 31 de dezembro de 2020.

A. Discussão do estudo

1. Destaques do nosso estudo

Este trabalho incide sobre um importante problema de saúde pública, devido à sua elevada frequência na maioria dos países do mundo e aos seus custos socioeconómicos.

2. Pontos fracos e limitações do nosso estudo

Como todos os trabalhos científicos, o nosso estudo apresenta um certo número de lacunas.

- Um dos vieses foi o pequeno número de ficheiros. Um número maior poderia ter aumentado o poder e a importância dos nossos resultados.
- A falta de informação nos ficheiros também limita a qualidade dos dados recolhidos, mas isto é típico de todos os estudos retrospectivos.
- Os dados baseiam-se nas declarações dos doentes e/ou dos seus familiares e na sua transcrição para o registo médico pelos médicos de urgência e/ou neurocirurgiões. Este método declarativo pode conduzir a uma perda de informação. Num certo número de processos, por exemplo, a hora do traumatismo raramente é registada de forma precisa.

  Trata-se de um elemento essencial na gestão da doença.

  carga.

Análise dos resultados

I. Epidemiologia

1. Repartição por idade

A maioria dos estudos mostra que a idade média se situa entre os 30 e os 50 anos [4] .

De acordo com Stnik et al, a idade média nos Estados Unidos é de 40 anos, com picos aos 17 e 44 anos[4].

No nosso estudo, a média de idade da população estudada foi de 45 anos, com extremos que variaram de 2 a 80 anos, o que está de acordo com a literatura.

A elevada frequência de casos nesta faixa etária pode ser explicada pelo elevado nível de atividade física e, sobretudo, profissional nesta fase da vida.

2. Repartição por género

A maioria dos estudos de TC mostra uma predominância masculina, com um rácio entre os sexos geralmente superior a 2.

Na nossa série, houve um predomínio do sexo masculino, com uma razão de sexo de 2,05. Isto pode ser explicado pelo facto de os homens estarem mais expostos aos vários factores etiológicos do TC (AVC, agressão, quedas, etc.).

Quadro V: Comparação do rácio entre os sexos nos diferentes estudos.

Vários estudos	País de origem	Rácio entre os sexos
O nosso estudo	Tunísia	2,05
HADDAR et al [5]	Marraquexe	4,08
TALEB et al [6]	Argélia	4,46
Stnik et al [4]	Estados Unidos	1.10

II. Etiologia

1. Acidentes na via pública (AVP)

De acordo com a maioria dos estudos, os acidentes vasculares cerebrais são a principal causa de traumatismo craniano [2].

De acordo com Masson et al, os AVC são a principal causa de traumatismo craniano, representando 48,3%[2]. De facto, são a principal causa de morbilidade nos países desenvolvidos.

No nosso estudo, os acidentes vasculares cerebrais foram a principal causa de trauma, representando 55,7%.

A mortalidade e a morbilidade causadas pelos acidentes rodoviários deveriam levar as autoridades a refletir mais sobre o assunto. A adoção de regras estritas, tais como limites de velocidade e controlos mais rigorosos, testes de alcoolemia e cintos de segurança, pode inegavelmente contribuir para uma redução acentuada da morbilidade e da mortalidade causadas pelos acidentes de viação.

2. Acidentes domésticos

De acordo com o estudo de TALEB et al, os acidentes domésticos são responsáveis por 23,3% dos casos[6].

Na nossa série, a frequência de acidentes domésticos foi de 31,1%.

3. Acidentes de trabalho

De acordo com WAKRIM et al [8], a frequência de acidentes de trabalho é de 1,9%, inferior aos 13,1% encontrados.

Algumas profissões exigem um grande esforço físico. Além disso, o trabalho em linha de montagem, que implica a repetição do mesmo movimento, aumenta o risco de acidentes porque reduz a concentração.

4. Modalidades de transporte

De acordo com o estudo de TALEB et al, mais de metade dos casos de TC (53%) não receberam transporte médico do local do acidente para um centro médico ou hospital universitário[6].

Na nossa série, 90% dos nossos doentes receberam transporte médico, em comparação com 10% que receberam transporte não médico.

A criação do SAMU militaire, que remonta a 2013, conduziu a uma transformação radical dos primeiros socorros prestados, bem como a uma melhoria francamente significativa da qualidade dos cuidados de urgência prestados aos doentes e do seu prognóstico.

5. Prazo de tratamento

De acordo com o estudo de FATMA et al, cerca de 85% dos doentes consultam um médico nas 6 horas seguintes ao traumatismo, o que é consistente com o nosso estudo (cerca de 79% dos nossos doentes consultaram um médico nas primeiras 6 horas)[5].

De acordo com o estudo de TALEB et al, 30% dos AT foram mesmo admitidos no hospital nas 3 horas seguintes ao acidente [6].

Este é um dos factores mais estreitamente relacionados com o prognóstico dos traumatismos cranianos.

III. Dados clínicos

1. Estado hemodinâmico

A correção da hipotensão é uma parte normal da reanimação neurocirúrgica. A hipotensão é descrita como uma pressão arterial sistólica <90 mm Hg. É vital corrigir qualquer hipotensão, pois ela aumenta o risco de dano cerebral secundário e aumenta a mortalidade, particularmente se associada à hipóxia. Na nossa série, 98,36% dos doentes foram admitidos em bom estado geral, com um estado hemodinâmico estável.

2. Condição neurológica

Podemos especificar o grau de gravidade da TC utilizando escalas clínicas. A mais utilizada é a Escala de Coma de Glasgow (Anexo 2), que examina os três tipos de resposta clínica a estímulos convencionais: abertura ocular, resposta verbal e resposta motora.

De um modo geral, são reconhecidos três graus de gravidade: traumatismos cranianos graves, moderados e ligeiros [9]. Os traumatismos cranianos não graves incluem, portanto, os traumatismos cranianos moderados e ligeiros.

Uma pontuação de Glasgow entre 13 e 15, quando avaliada 30 minutos ou mais após o acidente, define uma CT ligeira. Estes sintomas não devem ser devidos à intoxicação por álcool ou outras drogas, nem devem ser causados por tratamentos efectuados na fase inicial do traumatismo.

11 pode estar associada a um período de alteração da consciência (confusão, desorientação) ou a uma perda de consciência com uma duração inferior a 30 minutos ou a uma amnésia pós-traumática com uma duração inferior a 24 horas, ou a qualquer outro sinal neurológico transitório, como um sinal neurológico localizado, uma convulsão ou uma lesão intracraniana que não exija intervenção cirúrgica.

A nível internacional, as diferenças na definição de traumatismo craniano ligeiro dizem respeito à perda de consciência, por vezes limitada a 15 minutos, e à amnésia pós-traumática, que pode ser limitada a 30 minutos. Um traumatismo craniano moderado corresponde a uma pontuação de Glasgow entre 9 e

12 que pode estar associada a uma perda de consciência que varia entre 30 minutos e 6 horas e amnésia pós-traumática entre 24 horas e 14 dias. Outros

estudos sugerem uma perda de consciência entre 15 minutos e 6 horas e uma amnésia pós-traumática entre 30 minutos e 24 horas, com a possibilidade de uma fratura do crânio mas sem lesão cerebral subjacente.

De acordo com a Société Française de Neurochirurgie, o traumatismo craniano grave é definido por uma pontuação de Glasgow inferior ou igual a 8.

No nosso estudo, todos os TCs foram não graves, com 75% dos GCSs iniciais maiores ou iguais a 13.

IV. Dados paraclínicos

1. Tomografia computorizada cerebral

A TC cerebral pode ser usada para estabelecer indicações neurocirúrgicas de emergência, particularmente quando há uma clara compressão do parênquima cerebral e das estruturas mediais **[11]**.

Na nossa série, 100% dos nossos doentes beneficiaram de TC cerebral.

2. Lesões ecográficas

- Hematoma extradural (EDH)

Resulta da formação de uma coleção de sangue entre o crânio e a dura-máter e está mais frequentemente associada a uma fratura do crânio. É causada pela lesão de uma artéria ou veia meníngea ou, mais raramente, pela rutura de um seio venoso. É diagnosticada por tomografia computorizada e apresenta-se como uma lente biconvexa bem limitada, espontaneamente hiperdensa, com um efeito de massa no parênquima adjacente**[12]**.

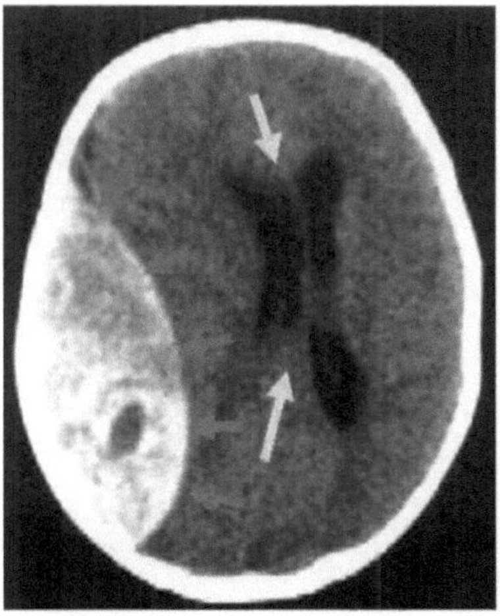

Figura 10: TAC cerebral mostrando um hematoma extradural.

Na nossa série, o HED estava presente em metade dos casos (50,8%).

- **Contusão cerebral**

As contusões hemorrágicas representam áreas de destruição cerebral resultantes do impacto direto do cérebro contra partes salientes da estrutura óssea do crânio. Por este motivo, ocorrem mais frequentemente nos lobos frontal e temporal. As contusões hemorrágicas são constituídas por um núcleo central hiperdenso e hemorrágico rodeado por uma zona de tecido cerebral hipodenso e hipoperfundido em risco de isquémia. Nas horas e dias seguintes ao traumatismo, forma-se um halo edematoso pericontusional, com um mecanismo isquémico (citotóxico) e vasogénico**[12]**.

Na nossa série, as contusões cerebrais representaram 8,2%.

- **Bloqueio**

Trata-se de uma fratura do crânio em que a parte fracturada é empurrada para dentro. Provoca compressão da região cerebral subjacente e, frequentemente, hemorragia local entre o osso e as meninges (hematoma extradural) **[13]**.

Na nossa série, o embarrure esteve presente em 24,6% dos casos.

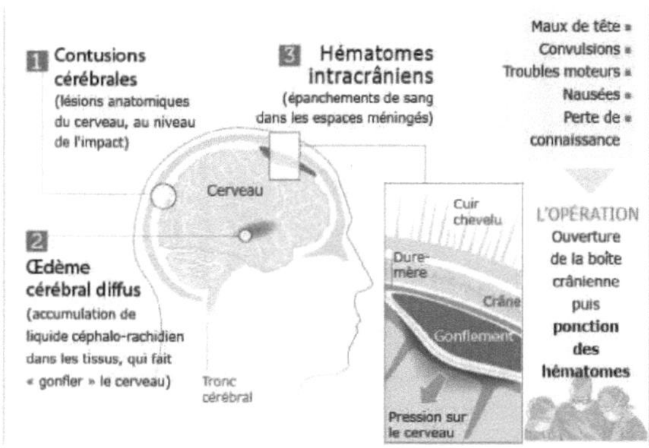

Figura 11: As possíveis consequências de um traumatismo craniano.

V. Dados terapêuticos

1. Procedimentos de controlo

Para todos os doentes admitidos para observação por TC não grave, os dados de observação são: GCS, tamanho e reatividade da pupila, movimento dos membros, frequência respiratória, frequência cardíaca, pressão arterial, temperatura, saturação de oxigénio no sangue. Estes dados devem ser recolhidos e registados de meia em meia hora até a GCS atingir 15. A frequência mínima de monitorização para os doentes com uma GCS de 15 deve ser a seguinte, a partir da avaliação inicial no serviço de urgência: de meia em meia hora durante duas horas, depois de hora em hora durante quatro horas, e depois de duas em duas horas. Se um doente com uma GCS de 15 se deteriorar em qualquer altura após o período inicial de duas horas, a monitorização deve ser retomada de meia em meia hora e seguir o programa inicial. **[14]**

Se o traumatismo craniano for ligeiro e não causar outros sintomas para além da dor no local da lesão, pode ser utilizado um analgésico ligeiro, como o paracetamol. A aspirina e outros medicamentos anti-inflamatórios não esteróides não devem ser tomados porque podem agravar qualquer hemorragia no cérebro ou no crânio. Os médicos utilizam pontos ou agrafos médicos para fechar as feridas do couro cabeludo e depois aplicam pensos ou ligaduras. **[15]**

2. Tratamento cirúrgico

O tratamento cirúrgico foi utilizado em 38 casos (37,7%) e consistiu em :

- Aparar em caso de ferida no couro cabeludo.
- Remoção de estilhaços ósseos e de corpos estranhos em caso de feridas craniocerebrais ou de embarramentos, com reparação dural, se necessário.
- Limpeza do foco cerebral com dissuasão da zona dilatada com soro fisiológico.
- Evacuação de qualquer coleção hemática intracraniana em caso de hematoma extra-dural ou sub-dural agudo.
- Antibioticoterapia pré e pós-operatória.

➢ Os doentes foram todos operados sob anestesia geral.

VI. Dados em evolução

1. Duração do internamento hospitalar

O estudo efectuado em 2005 pela ORS [16] sobre a CT (qualquer que seja o grau de gravidade) constatou que o tempo de hospitalização variava entre 1 dia e 32 meses, com uma duração média de 2 meses. A reabilitação tem uma duração média de 3,3 meses, com um mínimo de 11 dias e um máximo de 42 meses.

No nosso estudo, a média foi de 5,1 dias, com extremos que variaram de um dia a 12 dias.

2. Classificação GOS

A Escala de Resultados de Glasgow (GOS) é a escala habitualmente utilizada para classificar a incapacidade de um doente que sofreu um AVC. Criada em 1975 por Jennet e Bond, foi concebida como uma escala de prognóstico [17]. É constituída por 5 grupos baseados no estado de consciência, no grau de dependência e na vida social e profissional do doente. Uma nova versão foi publicada em 1998: a Glasgow Outcome Scale Extended (GOSE), que inclui 8 pontuações possíveis em vez de 5 [18], permitindo sistematizar classes de resultados em termos de mortalidade, resultado funcional e reintegração económica da pessoa lesada (Anexo 4).

3. Efeitos secundários

O estado sequelar é definido como um estado patológico residual que nenhum tratamento é capaz de alterar. A sua importância para a reinserção sócio-profissional depende do tipo de sequelas. Podemos afirmar que estas sequelas são numerosas, ligeiras ou graves, e podem manifestar-se numa ou mais das seguintes dimensões:

- A dimensão física
- A dimensão cognitiva
- A dimensão psico-afectiva
- A dimensão sócio-comportamental

➢ Dimensão física

Os sintomas incluem dor de cabeça, défice motor, estado vegetativo e epilepsia, podendo ocorrer precocemente nos adultos ou tardiamente, após vários meses ou mesmo anos.

➢ . Dimensão cognitiva

- Perturbações da memória e da aprendizagem. A literatura mostra que a memória é a atividade cognitiva mais alterada pela DC.
- Problemas de atenção; como qualquer lesão cerebral, a CT é acompanhada por um défice de atenção devido à fadiga cognitiva e à lentidão no processamento da informação.
- Perturbações da linguagem oral e escrita; estas podem ser de diferentes níveis (perturbações da compreensão, disartria, dislexia, disgrafia), aferentes (perceção e compreensão) e/ou eferentes (expressão).

➢ Dimensão psico-afectiva

- Perturbações depressivas-ansiosas com iniciativa e motivação reduzidas
- Euforia e impulsividade mal controladas, labilidade emocional
- Desinibição e familiaridade excessiva (pode fazer parte de uma síndrome frontal)
- Dar prioridade às necessidades primárias
- Histeria ou neurose pós-traumática
- Alucinações
- Alteração da autoimagem, despersonalização, desvalorização, culpa, incapacidade de desempenhar papéis (familiares ou outros)

➢ Dimensão sócio-comportamental :

- Redução da autonomia intelectual
- Interrupção das actividades escolares ou profissionais

Caso especial: Síndrome subjectiva pós-concussão:

A chamada síndrome "subjectiva" do traumatismo craniano ocorre mais frequentemente após um traumatismo craniano moderado. Caracteriza-se por uma evolução prolongada, que pode durar meses ou mesmo anos. Manifesta-se por ansiedade, tonturas, dores de cabeça, intolerância ao ruído e a multidões, dificuldade de concentração intelectual e um certo grau de regressão emocional.

Consideradas durante muito tempo como um conjunto de manifestações funcionais, estas perturbações parecem, de facto, ter por base lesões orgânicas inegáveis, que os meios modernos de exploração não conseguem objetivar [19].

VII. Papel da enfermagem

1. Papel do enfermeiro de acolhimento e orientação (IAO)

Qualquer doente que se apresente num SU com TC deve ser avaliado pelo IOA e/ou pelo médico de urgência nos 15 minutos seguintes à sua chegada ao hospital. A prioridade dos cuidados será definida por uma escala de triagem. Com base em todas as informações recolhidas, o IOA poderá atribuir um grau de urgência ao doente. Eis os critérios de encaminhamento dos doentes, baseados na escala canadiana de triagem e de acuidade para os serviços de urgência.

Degré 1 (Installation immédiate)	Traumatisme crânien avec score de Glasgow inférieur à 10
Degré 2 (Evaluation médicale dans les 15 mn)	Traumatisme crânien avec Glasgow inférieur à 13 Céphalées intenses Perte de conscience Confusion Cervicalgies Nausées/ Vomissements Assaut avec un objet contendant autre que le poing ou les pieds. Chute de > 3 pieds ou 5 marches Piéton heurté par un véhicule Accident de voiture : éjection du véhicule, passager non attaché s'étant heurté la tête contre le pare-brise.
Degré 3 (Evaluation médicale dans les 30 mn)	Traumatisme crânien avec Glasgow à 14-15 Douleur modérée inférieur à 8/10 Nausées/ Vomissements Chute ou trébuchement en marchant sur le sol Accident de voiture : faible impact (< 30 km/h) et conducteur attaché Bataille à poings fermés ou coup à la tête (excluant avec objet pointu ou lourd) sans perte de conscience

Figura 12: Escala Canadiana de Triagem e Gravidade.

2. Cuidados pré-hospitalares

Na nossa série, os doentes foram maioritariamente transportados por ambulância médica. Os doentes receberam os cuidados essenciais, nomeadamente a estabilização da coluna cervical por meio de um colar cervical, com respeito estrito pelo alinhamento da coluna cervical, e pensos de compressão para assegurar a hemostase em caso de ferida.

3. Cuidados no serviço de neurocirurgia

Na admissão

<u>Cuidados de enfermagem :</u>

- Acomodar o doente na cama.
- Monitorização, incluindo a frequência cardíaca e respiratória
- Medição da tensão arterial
- Monitorização da saturação de oxigénio pulsado (Spo2) e diurese horária.
- Duas linhas venosas periféricas.

- Controlo completo da prescrição médica
- Tratamento das lesões associadas: sutura de uma ferida hemorrágica do couro cabeludo.
- Estabilização do estado hemodinâmico e, se necessário, utilização de fármacos vasoactivos.
- Exames paraclínicos adicionais.

Controlo da consciência

Apoio psicológico :

- Ouvir o doente
- Explicar os métodos de tratamento

Cuidados pós-operatórios

✓ Controlo neurológico :

- O estado de consciência
- Sinais de HTIC: dor de cabeça, vómitos e perturbações visuais

✓ Monitorização hemodinâmica :

- Impulso
- Tensão arterial

✓ Monitorização respiratória :

- Frequência respiratória
- Saturação de O2

✓ Monitorização da temperatura.

✓ Controlo da diurese.

✓ Controlo dos níveis de açúcar no sangue.

✓ Monitorização da dor: para adaptar o tratamento analgésico e, se necessário, para o modificar pelo médico.

✓ Mudança de penso: para prevenir a infeção ou a formação de coágulos, proteger a ferida, ajudar a cicatrização e assegurar o conforto e a higiene do doente.

- Conforme prescrito pelo seu médico (geralmente a cada 48 horas)
- Respeitar uma assepsia rigorosa
- O penso deve ser oclusivo, esterilizado e estar sempre limpo

✓ Monitorizar o estado da ferida cirúrgica :

- Limpeza
- Bancos desunidos
- Aspeto inflamatório

✓ Monitorização das complicações relacionadas com o decúbito :

- Mudança de posição para evitar úlceras de pressão e controlo da posição da cabeça para evitar pressão na zona da craniectomia.
- Assegurar o equilíbrio nutricional.

✓ Controlo biológico: sob prescrição médica.

Cuidados de enfermagem :

- Ajuda na lavagem de certos doentes.
- Renovação de camas, higiene das camas.

4. Educação para o regresso a casa

A alta do doente deve ser bem preparada e personalizada. Todos os doentes com TC não grave que sejam considerados aptos para a alta devem receber recomendações de alta por escrito (Anexo 5)[14]. Daí o papel da educação do doente sobre as complicações e o aconselhamento sobre como recuperar rapidamente. (brochura)

VII. Recomendações

Com o objetivo de melhorar a gestão dos doentes com traumatismos cranianos não graves, propomos um modelo de ficha de acompanhamento. A maior participação do pessoal paramédico poderá certamente melhorar a qualidade da vigilância de enfermagem neste tipo de doentes e, por conseguinte, melhorar a deteção precoce de todo o tipo de complicações que exijam uma intervenção urgente do médico assistente.

Assim, este modelo de formulário poderia, uma vez aprovado pelo chefe de serviço, ser adotado na prática quotidiana do serviço de neurocirurgia do principal hospital de formação militar de Tunes, tornando assim o pessoal de enfermagem mais ativo e mais implicado no seu papel de supervisão. **(Anexo 3)**

PREVENÇÃO

A prevenção dos acidentes de viação, primeira causa de acidentes com veículos a motor, é uma preocupação importante em França. A prevenção tem três aspectos complementares:

-Prevenção **primária**: tem por objetivo evitar acidentes através do respeito das regras de trânsito, a fim de reduzir drasticamente a "ameaça rodoviária".

-prevenção **terciária:** visa otimizar os cuidados prestados às vítimas de acidentes e às suas sequelas.

As medidas adequadas em cada um destes momentos incluem incentivos (campanhas de educação, por exemplo), acções autoritárias de natureza legislativa ou regulamentar, o desenvolvimento pelos fabricantes de automóveis de uma proteção passiva contra as forças mecânicas em jogo no trauma, e melhorias nas condições de recolha e primeiros socorros, destinadas a reduzir o tempo necessário para tratar o acidente[10].

CONCLUSÕES

É no âmbito de um estudo teórico-prático realizado no principal hospital de formação militar de Tunes, e mais especificamente no serviço de neurocirurgia, que se baseia este trabalho, cujo tema é o papel do enfermeiro na gestão dos traumatismos cranianos não graves.

Este estudo de base hospitalar analisou os diferentes métodos de tratamento dos traumatismos cranianos não graves e clarificou o papel dos enfermeiros na gestão desta condição.

O traumatismo crânio-encefálico (TCE) é uma doença comum, que afecta mais frequentemente os adultos do sexo masculino e que é causada principalmente por acidentes de viação. O impacto na função cerebral varia em termos de gravidade, consoante a extensão do traumatismo.

O enfermeiro é um dos pilares da gestão multidisciplinar desta patologia. É o enfermeiro que assume inicialmente a responsabilidade pelo doente aquando da sua admissão. Para além de executar as prescrições da equipa médica, é também responsável pelo acompanhamento clínico destes doentes. Deve conhecer perfeitamente os procedimentos e as atitudes específicas necessárias a uma assistência de qualidade no serviço de neurocirurgia, sem descurar os cuidados psicológicos, os esclarecimentos e o apoio à família e aos familiares do doente.

<u>Dada a importância da monitorização no tratamento dos traumatismos cranianos não graves, e com base nos nossos resultados e na pesquisa</u>

bibliográfica efectuada, propusemos um formulário de monitorização de 24 horas para estes doentes.

REFERÊNCIAS

[1] E. Masson, "Intracranial hypertension", *EM-Consulte,* 21 de abril de 2021. https://www.em- consulte.com/article/2373/hypertension-intracranienne (acedido em 21 de abril de 2021).

[2] E. Jehle, "Traumatismo craniano ligeiro", p. 10.

[3] L. Tiret *et al,* "The epidemiology of head trauma in Aquitaine (France), 1986: a communitybased study of hospital admissions and deaths", *Int. J. Epidemiol*, vol. °°19, n 1, Art. n 1, março de 1990, doi: 10.1093/ije/19.1.133.

[4] L. Setnik e J. Bazarian, "The characteristics of patients who do not seek medical treatment for traumatic brain injury", *Brain Inj. BI,* vol. 21, p. 1-9, Feb. 2007, doi: 10.1080/02699050601111419.

[5] "these206-16.pdf". Acedido em: 14 de maio de 2021. [Online]. Disponível em: http://wd.fmpm.uca.ma/biblio/theses/annee-htm/FT/2016/these206-16.pdf

[6] "PRISE-EN-CHARGE-ET-DEVENIR-DES-TRAUMATISES-CRANIENS-HOSPITALISES-AU-CHU-DE-TLEMCEN-EN-2009-ET-2010.pdf". Acedido em: 12 de maio de 2021. [Em linha]. Disponível em: http://dspace.univ-tlemcen.dz/bitstream/112/5028/1/PRISE- PT-CHARGE-ET-DEVENIR-DES-TRAUMATISES-CRANIENS-HOSPITALISES-AU-DE-TLEMCEN-EN-2009-ET-2010.pdf

[7] F. °Masson *et al,* "Epidemiology of Severe Brain Injuries: A Prospective Population-Based Study", *J. Trauma Acute Care Surg*, vol. 51, n 3, pp. 481-489, Sept. 2001.

[8] "these11-10.pdf". Acedido em: 05 de maio de 2021. [Online]. Disponível em: http://wd.fmpm.uca.ma/biblio/theses/annee-htm/FT/2010/these11-10.pdf

[9] L. Kosakevitch-Ricbourg, "Méthodes d'étude clinique des traumatismes crâniens", *Rev. Stomatol. Chir. Maxillofac*, vol. °107, n 4, p. 211-217, Sept. 2006, doi: 10.1016/S0035-1768(06)77043-7.

[10] "orientations_traumatisme.pdf". Acedido em: 11 de maio de 2021. [Online]. Disponível em: https://publications.msss.gouv.qc.ca/msss/fichiers/2006/orientations_traumatisme.pdf

[11] "jpmiss2.free.fr/Divers/SFAR_2006/ca00/html/ca00_24/00_24.htm". Acedido em: maio 11, 2021. [Online]. Disponível em: http://jpmiss2.free.fr/Divers/SFAR_2006/ca00/html/ca00_24/00_24.htm

[12] V. Degos, T. Lescot, L. Abdennour, A. L. Boch, e L. Puybasset, "Surveillance et réanimation des traumatisés crâniens graves", *EMC - Anesth.-Réanimation*, vol. °4, n 2, p. 1-20, Jan. 2007, doi: 10.1016/S0246-0289(07)44755-7.

[13] É. Larousse, "embarrure - LAROUSSE". https://www.larousse.fr/encyclopedie/medical/embarrure/12732 (consultado em 11 de maio de 2021).

[14] comité diretor *et al,* "Traumatisme crânien léger (score de Glasgow de 13 a 15) :

triage, évaluation, examens complémentaires et prise en charge précoce chez le nouveau-né, l'enfant et l'adulte : Société française de médecine d'urgence", *Ann. Fr. Médecine Urgence,* vol. °2, n 3, pp. 199-214, maio de 2012, doi: 10.1007/s13341-012-0202-4.

[15] "Apresentação do traumatismo craniano - Lesões e intoxicações", *Manuais MSD para o público em geral.* https://www.merckmanuals.com/fr-ca/accueil/l%C3%A9sions-et-intoxications/trauma-cr%C3%A2niens/pr%C3%A9sentation-des-traumatismes-cr%C3%A2niens (consultado em 14 de maio de 2021).

[16] Yumpu.com, "consequências familiares, sociais e profissionais - Handiplace", *yumpu.com.* https://www.yumpu.com/fr/document/read/48316907/consacquences-familiales- social-and-professional-handiplace (consultado em 12 de maio de 2021).

[17] B. Jennett e M. Bond, "ASSESSMENT OF OUTCOME AFTER SEVERE BRAIN DAMAGE: A Practical Scale", *The Lancet,* vol. °305, n 7905, pp. 480-484, março de 1975, doi: 10.1016/S0140-6736(75)92830-5.

[18] J. T. L. Wilson, L. E. L. Pettigrew, e G. M. Teasdale, "Structured Interviews for the Glasgow Outcome Scale and the Extended Glasgow Outcome Scale: Guidelines for Their Use," *J. Neurotrauma,* vol. °15, n 8, p. 573-585, agosto de 1998, doi: 10.1089/neu. 1998.15.573.

[19] Doctissimo, "Síndrome pós-concussão - Definição de síndrome pós-concussão concussão", *Doctissimo.* https://www.doctissimo.fr/sante/dictionnaire-medical/syndrome-post-commotionnel (consultado em 14 de maio de 2021).

APÊNDICES

Annexe 1 : fiche d'exploration

Identité:

Nom et prénom :...

Age :......................................

Sexe : ○ H ○ F

ATCD : ○Oui :...○ RAS

Circonstance :

Date et heure : ....

Accident de travail ○

Accident domestique ○

Agression : Pierre Arme blanche bâton Autre:............

AVP :

-Lieu : ○Urbain ○ Rural

-Route : ○Rue○ Route○Route nationale Autor○te Piste ○

-Victime : Nombre ....,dont............. décès

-type :

Piéton:

Motocycliste: casqué: oui ○ non ○

Voiture : ceinturé: oui ○ non ○

Poids lourd : ceinturé: oui ○ non ○

-Impact : ○ Frontal ○ Latéral ○ arrière

Transport:

-Délai : ○ 3H ○ 3H -6H ○ >6H

-Mode : ○ SMUR ○ Pompier ○ Ambulance ○ Témoins

-Médicalisé : ○ Oui ○ Non

Examen à l'admission :

Hémodynamique:

TA:...............mm hg FC:..............bpm

Hémorragie:

○ Exteriorisé:○ Epistaxis ○ Otorragie ○Hémoptysie ○Plaie Autre..........

○ Interne:...

○ Pas d'hémorragie

Neurologique :

Score de Glasgow : ..../15

Pupilles: ○ Normales ○ Aniosocorie(coté:........)

O Mydriase bilatéral : O Réactive O Areactive

Déficit neurologique: O Non O Oui Type:........ ....

Plaie de scalp: O Oui O Non

Embarrure : O Oui O Non

Examen des membres :

Impotence fonctionnelle : O Présente :siége ....O RAS

Déformation : O RAS O Bras O Avant bras O Main O Cuisse O Jambe O pied

Douleur : O RAS O Bras O Avant bras O Main O Cuisse O Jambe O pied

Autre :...

Bilan radiologique :

TDM cérébrale	Oui O	Non O
TDM cérébrale de contrôle	Oui O	Non O
Rx rachis cervical	Oui O	Non O
Rx thorax	Oui O	Non O
Echo abdominale	Oui O	Non O
Rx des membres	Oui O	Non O

Bilan biologique :

NFS	Oui O	Non O
VS/CRP	Oui O	Non O
Hémostase	Oui O	Non O
Ionogramme	Oui O	Non O

Prise en charge thérapeutique :

Antalgique : O Oui O Non Si oui : Molécule:...............

Antibiotique : O Oui O Non Si oui : Molécule:...............

Prévention du tétanos : O Oui O Non

Autres traitements : ....

Evolution :

-A court terme : Favorable

Défavorable: -HTIC: oui non O O

-Infection nosocomiale oui non O O

-Escarres oui non O O

Autre :...

→ **GCS** à la sortie : ....

-A moyen terme:

→**GCS** à j28 du traumatisme : ....

-A long terme :

→Séquelles : ....

Apêndice 2: Escala de coma de Glasgow (GCS)

Enfant/Adulte		
Activité	**Score**	**Description**
Ouverture des yeux	4	Spontanée
	3	À la demande
	2	À la douleur
	1	Aucune
Réponse verbale	5	Orientée
	4	Confuse
	3	Paroles inappropriées
	2	Sons incompréhensibles
	1	Aucune
Réponse motrice	6	Obéit aux commandes
	5	Localise à la douleur
	4	Retrait à la douleur
	3	Flexion anormale (décortication)
	2	Extension anormale (décérébration)
	1	Aucune

	Hôpital Militaire Principal d'Instruction de Tunis
	Fiche de surveillance pendant 24h

Apelido e nome próprio: Número pessoal:

Gráfico de monitorização de 24 horas														Data :										
Tempo	8	9	10	11	12	13	14	15	16	17	18	19	20	21	22	23	24	1	2	3	4	5	6	7
Sensibilização																								
Estado de espírito																								
Tratamento medicamentoso																								
Impulso																								
TA																								
Temperatura																								
Saturação de oxigénio																								
Frequência respiratória																								
Alimentação eléctrica																								
Hidratação																								
Eliminação intestinal																								
Eliminação urinária																								

Artigos de higiene pessoal																								
Zona de isolamento de segurança																								
Outro parâmetro:																								

Apêndice 3: Formulário de controlo 24 horas

Anexo 4: Classificação GOS

Score ♦	Détail ♦
1	Décés
2	**Etat végétatif persistant** (Absence d'activité corticale)
3	**Handicap sévère** (Conscient mais dépendant : atteinte mentale ou motrice ou les deux)
4	**Handicap modéré**. Patient cependant autonome dans la vie quotidienne (dysphasie, hémiparésie, ataxie, troubles intellectuels ou de mémoire, troubles de la personnalité)
5	**Bonne récupération** Activités normales (déficits neurologiques ou psychologiques mineurs)

Apêndice 5: Recomendações de saída

Malades âgés de plus de 12 ans

Nous pensons que vous pouvez maintenant quitter l'hôpital. Après votre retour à domicile, il est peu probable que vous ayez des problèmes.

Mais si un quelconque des symptômes suivants (ré)apparaissait, il conviendrait de revenir rapidement (ou de vous faire conduire) vers la structure d'urgence la plus proche :

- *perte de connaissance ou baisse de vigilance (difficultés à garder les yeux ouverts) ;*
- *état confusionnel (désorientation, faire des choses incohérentes) ;*
- *somnolence inhabituelle ;*
- *troubles de la compréhension ou de la parole ;*
- *trouble de l'équilibre ou difficulté à la marche ;*
- *faiblesse d'un ou plusieurs membres ;*
- *problème de vision ;*
- *céphalée importante progressive, résistante ;*
- *vomissement, nausée ;*
- *convulsion (perte de connaissance, malaise) ;*
- *écoulement par le nez ou les oreilles ;*
- *saignement de l'oreille ;*
- *diminution d'acuité auditive uni- ou bilatérale.*

Éléments qui ne doivent pas vous inquiéter

Vous pouvez présenter certains symptômes dans les prochains jours qui doivent disparaître dans les 15 jours suivants. Par exemple : mal de tête modéré, nausée (sans vomissement), vertige, irritabilité ou trouble de l'humeur, difficulté de concentration ou problèmes de mémoire, fatigue, manque d'appétit, troubles du sommeil.

Si ces signes ne disparaissaient pas après deux semaines, vous devez consulter votre médecin. Nous vous conseillons également de prendre conseil auprès d'un médecin pour votre aptitude à conduire un véhicule automobile ou un deux roues.

Conseils vous permettant d'aller mieux

Les conseils suivants vont vous permettre d'aller mieux et de faire disparaître plus rapidement certains signes :

- *ne restez pas seul à domicile au cours des 48 heures après la sortie de l'hôpital ;*
- *assurez-vous que vous pouvez atteindre facilement un téléphone et appeler un médecin ;*
- *restez au calme et évitez les situations de stress ;*
- *ne prenez pas d'alcool ni de médicaments ;*
- *ne prenez pas de somnifères, sédatifs, tranquillisants, sans avis médical ;*
- *ne pratiquez pas de sport de contact (rugby, football...) pendant au moins trois semaines sans en avoir parlé à un médecin ;*
- *ne retournez pas à l'école, au collège ou à votre travail si vous n'avez pas totalement récupéré ;*
- *ne conduisez pas de voiture ni de véhicules à deux roues ni d'engin mécanique tant que la récupération n'est pas complète.*

N° de téléphone de l'hôpital : ....

Après (plus tard)

La majorité des malades récupèrent rapidement après leur accident et ne présentent aucun problème ultérieurement. Cependant, certains patients peuvent présenter quelques difficultés après quelques semaines ou mois. Si vous commencez à ressentir ces difficultés (trouble de mémoire, sensation de mal-être), contactez votre médecin dès que possible.

MIX
Papier aus verantwortungsvollen Quellen
Paper from responsible sources
FSC® C105338

Printed by Books on Demand GmbH, Norderstedt / Germany